PRÉSERVATIFS ET REMÈDES

CONTRE

LE CHOLÉRA

Prix : 1 franc.

PRÉSERVATIFS ET REMÈDES

DU

CHOLÉRA

A LA PORTÉE DE TOUT LE MONDE

PAR

P. POGGIOLI

Docteur en médecine de la Faculté de Paris,
Membre de l'Association générale des Médecins de
France, de l'Association médicale du département de la
Seine, de la Société internationale d'économie sociale, Médecin du
Théâtre Impérial Italien, Inspecteur au Ministère de l'intérieur pour les
Orphelins adoptés par l'État, Membre de la Société médicale de
l'Élysée et de plusieurs antres Sociétés savantes, Médecin
consultant au grand Etablissement d'Enghien,
chevalier de la Légion d'honneur.

> Pris à temps, il n'est pas de maladie
> plus facile à guérir que le choléra.
>
> MARCHAL (De Calvi).

(Droits d'Auteur et traductions réservés.)

PARIS

J. B. BAILLIÈRE ET FILS

LIBRAIRES DE L'ACADÉMIE IMPÉRIALE DE MÉDECINE
rue Hautefeuille, 19

Londres	Madrid	New-York
HIPP. BAILLIÈRE	C. BAILLY-BAILLIÈRE	BAILLIÈRE BROTHERS

Leipzig, E. Jung-Treuttel, 10, Querstrasse.
Et à la Librairie centrale, 24, boulevart des Italiens.

1866

INTRODUCTION

Depuis 1851, je me suis appliqué à chercher la cause et le meilleur traitement du choléra.

Le but principal de mes recherches a été de trouver une médication simple et populaire, à la portée de tout le monde, toujours et partout, afin de combattre promptement une maladie qui n'attend pas ordinairement les soins du médecin et les médicaments du pharmacien, et dont l'issue, heureuse ou malheureuse, est en raison directe de la rapidité ou de la lenteur des premiers soins donnés.

Si mon but est atteint, comme je pourrais l'espérer, d'après les encouragements qui m'ont été donnés, je serai dédommagé des sacrifices de toute sorte que m'ont imposées de nombreuses recherches et de coûteuses expériences.

PRÉSERVATIFS ET REMÈDES

CONTRE

LE CHOLÉRA

L'électricité, d'ελεκτρον (ambre), a reçu toutes espèces de définitions, depuis sa découverte, 1590 avant l'ère chrétienne. Celle qui me paraît la plus vraie appartient au glorieux Humboldt.

L'électricité, dit-il, est l'agent général de composition et de décomposition de toutes choses.

En effet, l'électricité est partout et dans tout; il n'y a pas un atome dans l'univers qui ne renferme de l'électricité; de plus, chaque atome contient une électricité qui lui est propre. Il est, ce qu'on appelle en physique, électrisé positivement ou négativement, suivant sa nature ; il jouit, par conséquent, de la propriété d'attirer ou de repousser d'autres atomes de même nature, ou de nature différente, de là la composition des corps comme aussi leur décomposition, par la désagrégation de ces mêmes atomes, dans certaines circonstances données, d'où découlent les lois d'attraction et de répulsion des corps, fondées sur la nature de leur électricité ou de leur quantité réciproque, pour ceux qui n'admettent qu'une seule électricité.

Les anciens, qui connaissaient l'électricité sous le nom d'*éther lumineux*, ont dit qu'il est le principe de la vie et qu'il doit exister en tous lieux; que cet esprit ou éther lumineux nourrit et entretient l'extérieur de la terre aussi bien que les cieux et les corps célestes.

Les principes du mouvement, de la végétation et des attractions diverses dans les corps, semblent être des émanations du feu ou de l'esprit invisible de l'univers.

Les prodiges qu'à réalisés la science à l'aide de l'électricité sont immenses; et déjà l'on prévoit que, dans un laps de temps qui ne paraît pas éloigné, nous serons éclairés et chauffés au moyen de l'électricité.

Des expériences récentes ont prouvé que la végétation d'un terrain électrisé était plus riche et plus prompte. Des semences soumises à l'action de ce fluide donnaient des produits meilleurs avec une plus grande rapidité.

La plupart des grands phénomènes de la nature sont, ou seront un jour expliqués par l'électricité.

Le savant Haller a avancé que cette voie conduirait à la révélation des mystères les plus admirables de la vie animale.

L'analogie qui existe entre le fluide électrique et le fluide nerveux a poussé certains auteurs à confondre l'un et l'autre, et à le considérer comme un seul et même fluide.

Si cela pouvait être, vu l'importance considérable du système nerveux sur tous les autres, bien des problèmes médicaux seraient résolus.

En attendant des faits positifs, voyons quel parti on peut tirer de cette hypothèse.

I

De toutes les définitions qui ont été données de la maladie, il n'en est aucune qui satisfasse la raison.

Ne pourrait-on pas, au point de vue de l'influence de

l'électricité sur le corps humain, définir la maladie en général, (définition surtout applicable aux affections nerveuses) *un excès, une diminution ou une irrégularité du
fluide nerveux, vital ou électrique, dans les parties vivantes,
c'est-à-dire le défaut d'équilibre.*

Le traitement de la maladie consisterait donc à rétablir
l'équilibre, à ôter de ce fluide lorsqu'il y a excès, à en donner lorsqu'il y a diminution, à régulariser lorsqu'il y a irrégularité. Si la maladie est un défaut d'équilibre, la santé
sera le rétablissement de cet équilibre.

II

Voyons si les faits répondent à la théorie ; je prends d'a-
bord l'homme sain.

1º Les individus ont plus ou moins de vitalité, c'est-à-dire
de fluide nerveux ou électrique ; par conséquent la déperdition est inégale. La fatigue musculaire est occasionnée
par une perte proportionnelle de l'électricité.

St l'on soumet un individu fatigué à l'électricité, c'est-à-
dire qu'on remplace le fluide électrique perdu, la fatigue
disparait.

2º Un homme courroucé et menaçant vient-il à subir une
diminution de l'électricité qu'il avait en trop ; aussitôt il
rentre dans le calme.

Un exemple pris sous nos yeux.

Le prince de X.., 55 ans, tempérament éminemment nerveux, d'une irritabilité excessive, éprouve presque toujours
une sensation de fourmillement le long des membres tho-
raciques et pelviens ; par moments il lui est impossible de
rester à table et même dans un salon où il lui serait im-
posé une certaine immobilité.

Il a besoin de marcher, c'est-à-dire de faire des pertes
électriques.

Il y a évidemment chez lui excès de fluide nerveux. Et
en effet, ayant soumis M. le prince de X... à une soustraction électrique par de simples courants avec un conduc-

teur en argent (I), je suis arrivé promptement à le calmer.

Il peut travailler, rester à table et n'importe dans quelle réunion. Chose remarquable ! le bien-être se faisait sentir immédiatement après chaque soustraction électrique.

Le troisième cas est plus applicable à cet état nerveux, plus particulier chez la femme et qui constitue ce qu'on appelle communément des vapeurs. Il y a des bouffées de chaleur qui montent à la figure, les pieds sont froids, il y a un malaise général caractérisé par des étouffements, des palpitations, de la tristesse et même des larmes involontaires chez les unes, de la mauvaise humeur et de l'impatience chez les autres.

En rappelant aux extrémités inférieures le trop plein des organes supérieurs, en régularisant le fluide nerveux au moyen d'étincelles avec un conducteur en fer (2) aux pieds, des frictions à la main, des courants en argent le long du corps etc.; de triste et morose qu'elle était, cette femme devient douce et aimable : c'est une transformation complète; c'est le rétablissement de l'équilibre.

III

Voyons maintenant l'homme malade, et supposons-le atteint de l'une des deux maladies suivantes que nous prendrons comme types. 1º Névralgie ou *migraine*, caractérisée par une *trop grande quantité de fluide nerveux ou électrique* accumulée sur le point malade;

(I) L'argent passe pour être un calmant du système nerveux, tandis que l'or est un tonique puissant. Ce dernier corps a été beaucoup employé en médecine, au Moyen-Age, sous le nom d'or potable. La nature des conducteurs, quoique secondaire dans l'application électrique, n'on a pas moins une importance, surtout pour les auteurs qui admettent le transport des molécules médicamenteuses par le courant électrique.

(2) Le fer est de tous les métaux celui qui a le plus la propriété d'enrichir le sang et de l'attirer sur un point déterminé.

2° *Choléra*, qui fait l'objet spécial de ce travail, et que nous regardons comme un *défaut d'électricité*.

Si notre théorie est vraie, en soutirant de l'électricité dans le premier cas, nous devons soulager ou guérir, — ce qui a lieu en effet. — J'ai communiqué aux Académies des Sciences et de Médecine de nombreux cas de guérison qui le prouvent. — Je me bornerai à citer ici une seule observation recueillie par mon ami le docteur Mallez, à l'hôpital des Cliniques, service de M. Nélaton.

CLINIQUE CHIRURGICALE DE LA FACULTÉ.

G..., âgée de quarante-neuf ans, surveillante à l'hôpital des Cliniques (service de M. Nélaton), malade depuis dix ans d'une

Névralgie sus-orbitaire (migraine).

Les accès douloureux auxquels la malade était exposée depuis dix ans reparaissaient à quinze jours ou trois semaines d'intervalle, et rendaient toujours, pour vingt-quatre heures, tout travail impossible.

La douleur siégeait particulièrement aux tempes en se prolongeant sur la région sus-auriculaire.

Mais c'était au front, au point d'émergence du nerf sus-orbitaire, qu'elle avait la plus grande intensité.

La malade était obligée de tenir le lit, et les douleurs étaient tellement vives qu'elles entraînaient la perte de la mémoire.

Toutefois, l'appétit persistait le plus souvent comme à l'état normal, bien que souvent il survînt des vomissements.

Au milieu de l'accès, on avait déjà eu recours à de nombreux moyens curatifs, et successivement on avait employé à l'intérieur le zest de citron, l'éther, et divers autres anti-spasmodiques, de la morphine, des purgatifs, etc., et à l'extérieur des sinapismes, des liniments, des vésicatoires, sans obtenir aucune amélioration.

Le 8 octobre dernier, la malade fut prise d'un accès douloureux le matin (à l'heure de la visite). M. Poggioli la soumit à une électrisation de dix minutes seulement. Placée sur un tabouret isolant, en communication avec la machine électrique, la malade affirme n'avoir éprouvé qu'une sensation fort agréable pendant que M. Poggioli promenait au-devant du front, et particulièrement de l'orbite, un conducteur en pointe destiné à soustraire une certaine quantité de fluide nerveux ou électrique.

L'accès, d'ordinaire de vingt à vingt-quatre heures, cessa aussitôt, et n'a pas reparu depuis. La malade n'a pas cessé de se bien porter ces six derniers mois, bien qu'elle ait été exposée à des chamgements de température qui étaient autrefois le signal du retour des accès.

Paris, le 1er avril 1859.

Ce fait pourrait paraître exagéré s'il n'était authentique.

Pour ce qui est du choléra, nous allons d'abord chercher à justifier notre définition, puis nous parlerons du traitement qui doit consister, dans ce cas, à charger le malade d'électricité.

Au moment où l'épidémie cholérique sévissait avec le plus d'intensité à Paris (1832), on a constaté que les machines électriques ne donnaient pas ou presque pas d'électricité; le même phénomène a été remarqué à Saint-Pétersbourg par le docteur Craword. Sitôt que le fléau commença à diminuer, l'électricité augmenta et suivit en sens inverse la marche de la maladie.

Ce phénomène si remarquable a été de nouveau observé et constaté à Berlin, à Marseille, et à Paris en 1849, en 1854 et en 1865.

Hélas! à l'heure présente, au moment même où nous écrivons ces lignes, à Paris l'air atmosphérique contient peu d'ozone (oxygène électrisé); les machines donnent peu d'électricité, même par un beau temps sec, en sorte que pour obtenir de l'électricité on est obligé de prendre plus de précautions que d'habitude et d'avoir recours à des moyens artificiels. Ce fait a été remarqué surtout dans la première quinzaine de juillet 1866.

IV

D'après ce que je viens de dire, le choléra pourrait être défini : *la diminution plus ou moins grande du fluide électrique à la surface de la terre ou chez l'individu, c'est-à-dire un défaut d'électricité.*

Cette définition peut rester vraie même dans l'hypothèse où le choléra serait le résultat d'un empoisonnement par des corpuscules miasmatiques, ceux-ci ayant la propriété d'absorber et de neutraliser l'électricité du corps ou du milieu où se trouvent en grande quantité ces corps délétères. La mortalité serait en rapport direct avec cette déperdition et avec la débilité physique et morale des individus atteints. Ainsi, on a observé que les convalescents, surtout ceux de *fièvre typhoïde,* de la *dyssenterie,* des *pneumonies,* etc., et les individus usés, pusillanimes, ceux en un mot qui ont une trop faible quantité de vitalité électrique, résistent rarement au fléau.

Au contraire, les hommes forts, nerveux, courageux, évitant tout espèce d'excès, précisément ceux chez lesquels on remarque une très grande quantité de fluide vital ou électrique resistent plus facilement. La cause en est que, la déperdition des premiers était trop grande eu égard aux pertes antérieures ou à leur état moral, pour maintenir la vitalité, et que chez les autres il restait encore assez de fluide, malgré cette perte, pour pouvoir résister.

M. Becquerel a communiqué a l'Académie des sciences, le 29 janvier 1866, au nom de M. le Dr Darcy, un résumé d'observations nombreuses faites pendant les trois dernières apparitions du choléra, et qui tendent à démontrer que certaines familles semblent « sympathiques au choléra », en ce sens qu'elles en sont presque infailliblement atteintes; que d'autres familles au contraire, semblent « antipathiques au fléau, » qui n'attaque aucun de leurs membres. Ce qui peut s'expliquer par l'hérédité et la nature de leur constitution. C'est-à-dire par le plus ou moins d'électricité individuelle.

Dans ses leçons de physiologie pathologique au Val-de-Grâce, mon savant ami le docteur Marchal (de Calvi) s'est demandé si l'on ne pourrait pas considérer le choléra comme une diathèse hypo-électrique.

L'électricité a toujours paru au docteur Burcq jouer un rôle considérable dans la nature du choléra, et la préservation cholérique lui a semblé appartenir au même titre, à tous les métaux bien placés dans l'échelle électrique.

Le Dr Jameson, qui a observé le choléra aux Indes, en 1817, 1818 et 1819, fait remarquer qu'entre l'irrégularité du temps et l'apparition du fléau, il y avait une connexité frappante, et que l'augmentation et la diminution de l'épidémie dépendaient des changements de température.

Le Dr Rousset (de la Marne), dans sa brochure sur le choléra, dit : « Grand nombre d'épidémies n'ont pas eu d'autre origine qu'une altération de l'air; — or, dans l'un et l'autre cas, l'électricité joue le plus grand rôle. »

Si Lyon a été préservé jusqu'ici de l'épidémie, on ne peut l'expliquer que par les courants électriques du confluent du Rhône et de la Saône. Les individus qui sont soumis à une ventilation artificielle, dit M. Rigodit, sont généralement préservés du choléra ; tels paraissaient avoir été les employés ambulants des chemins de fer. La nature du sol et la grande quantité d'arbres résineux expliquent l'absence du fléau de certaines localités privilégiées — par la même cause électrique.

Le rapport qui a été fait le 20 septembre 1853 à Londres, par le grand conseil de santé, donne pour causes principales du choléra : la fatigue, le manque de nourriture, l'humidité, la diarrhée, etc.

L'encombrement, dit M. Piorry, et le défaut d'aération des appartements sont des causes déterminantes les plus sérieuses de cette grave affection, c'est-à-dire le défaut d'ozone ou d'oxygène électrisé.

Les moyens hygiéniques et curatifs les plus rationnels prescrits contre ce fléau sont tous des moyens qui développent ou conservent l'électricité chez l'individu.

V

Cela posé, le traitement le plus rationnel du choléra consistera donc dans l'*administration de l'électricité* comme moyen *préservatif* et comme moyen *curatif*.

Avec de bonnes machines on aura toujours beaucoup d'électricité, malgré l'état défavorable de l'air, au moment du choléra. Une ou deux de ces machines dans chaque ambulance doit suffire en cas d'épidémie.

Il sera en même temps très-rationnel de donner de l'électricité aux convalescents, aux personnes faibles de constitution, chez lesquelles la vitalité est peu développée, prête à s'éteindre, chez les phthisiques et les personnes avancées en âge particulièrement si peu épargnées par le fléau.

Un pharmacien de Lyon, témoin des merveilleux résultats obtenus au moyen de l'électricité, avait contracté l'habitude de se faire électriser chaque semaine; il a vécu 106 ans; il était très-robuste pour son grand âge.

Cette méthode purement théorique en 1853, lors de la lecture de mon Mémoire à l'Institut sur *une nouvelle application de l'électricité*, je l'ai appliquée en 1856 sur trois cholériques, dans l'un de nos hôpitaux de Paris, l'hôpital militaire du Roule. Les trois malades ont été électrisés deux, quatre fois, et le dernier, qui était le plus fortement atteint, cinq fois. Chaque séance a duré en moyenne 15 minutes. L'opération consistait à isoler le malade mis en rapport par un fil conducteur avec une petite machine ordinaire placée dans un milieu sec et un peu chaud, à le frictionner avec la paume de la main, à tirer des étincelles le long de la colonne vertébrale, particulièrement au creux de l'estomac, à faire boire de l'eau électrisée (comfait arriver directement le courant électrique dans un verre d'eau isolée), à laisser respirer un air chargé d'électricité (en approchant de la bouche et des narines un conducteur), en un mot, à saturer le malade d'électricité.

Le résultat a été complet, l'amélioration immédiate et frappante. Après chaque électrisation, *bien-être, force, chaleur générale.*

Les propres paroles des malades étaient très-encourageantes ; quelques minutes après avoir commencé l'opération, ils déclaraient éprouver du bien-être et se sentir revivre.

Fort de ces trois faits si remarquables, je me suis cru autorisé, jusqu'à preuves contraires, à répéter en 1856 ce que j'avais avancé en 1853, à savoir : que l'électricité doit être regardée comme le meilleur et peut-être le seul remède rationnel et efficace du choléra (1).

Depuis cette époque, ma conviction n'a nullement été ébranlée. Les travaux qui ont été publiés, surtout sur l'ozone, qui n'est autre que l'oxygène électrisé, et les résultats pratiques sur le traitement de ce terrible fléau qui cause actuellement tant de ravages, semblent tous justifier et confirmer ma simple théorie de 1853.

Il serait à désirer qu'un traitement aussi rationnel et plus facile qu'on ne le suppose dans son application, fût plus connu dans l'intérêt de la science et de l'art de guérir ; et cela d'autant plus que les résultats sont immédiats, les seuls efficaces dans une maladie aussi rapide et aussi foudroyante.

Au mois de novembre 1865, j'ai adressé à l'Académie des sciences et à l'Académie de médecine, la communication suivante qui a été publiée par la *France médicale* :

« Samedi et dimanche derniers, j'ai traité quatre clients atteints de la maladie régnante plus ou moins prononcée,

---

(1) M. Barth a dit que la cause première du choléra restait encore ignorée et que sa découverte seule pouvait conduire au meilleur traitement. Le défaut d'électricité ne serait-il pas cette cause inconnue? Ces résultats semblent répondre affirmativement.

s'étant manifestée brusquement quelques heures auparavant.

» Voici le résumé de ce que j'ai observé : lassitude et froid général, tête lourde et douloureuse, abattement, douleurs dans toutes les jointures, crampes plus ou moins générales ; sueurs froides, figure décomposée, inappétence, soif, nausées, vomissements, diarrhée.

» J'ai employé l'électricité statique chez tous : en bains, frictions, étincelles, comme je l'ai déjà indiqué. Une ou deux séances de dix minutes ont fait disparaître tous les symptômes morbides, auxquels ont succédé aussitôt du *bien-être*, de la *force* et une *chaleur générale* : la guérison s'est maintenue.

» Je ne donne ces faits peu scientifiques et peu probants à la rigueur, que parce qu'ils viennent à l'appui de ceux plus caractérisés et plus authentiques que j'ai eu l'honneur de faire connaître à l'Académie , et pour éveiller en même temps l'attention de mes confrères , surtout de ceux mieux posés que je ne le suis par leur position dans les hôpitaux.

» L'avis général des praticiens est que la cause et le traitement du choléra sont encore à trouver. Aussi il serait à désirer qu'un plus grand nombre de faits fussent recueillis, surtout dans les hôpitaux, pour vérifier ce qu'il peut y avoir de fondé dans cette nouvelle médication, et la généraliser s'il y a lieu.

» L'état actuel de l'atmosphère de Paris, renfermant exceptionnellement si peu d'ozone (oxygène électrisé), la diminution de l'électricité des machines ordinaires, même par un beau temps sec, fait qui a été également constaté à Marseille ces temps-ci, sont des données qui peuvent encourager les recherches des hommes de progrès pour combattre efficacement un fléau qui jette l'épouvante chez des milliers d'individus.

Il n'est peut-etre pas non plus sans utilité de donner ici la conclusion de mon premier travail, lu à l'Institut en 1853, sur *une nouvelle application de l'électricité*, particulièrement en ce qui concerne le choléra.

Ces faits nombreux me semblent porter avec eux l'évidente démonstration du principe que je vais poser.

L'électricité peut être définie, le *principe de la vie* et *l'absence d'électricité*, la mort (1) : chez le cadavre, les vibrations électriques n'existent plus.

La maladie serait un défaut d'équilibre de l'électricité vitale, la santé en est le rétablissement. Le dosage de l'électricité, communiqué sans secousses, sans commotion, d'une manière même agréable, moyen inconnu jusqu'ici, devait jouer nécessairement un grand rôle dans la thérapeutique.

Par l'électricité on peut guérir promptement, surtout les affections nerveuses, enrayer les maladies graves prises au début, fortifier les convalescents, les personnes faibles, asthéniques.

L'électricité employée d'après cette nouvelle méthode, doit être le traitement le plus rationnel du *choléra asiatique*

---

(1) *Fécondation de l'œuf.* — Si l'on dépouille un œuf de sa coque (préparation chimique) et qu'on le place sous un verre de cristal pour en étudier toutes les transformations, on remarquera, une fois la température élevée à 40 et quelques degrés, que la chaleur provoque l'effervescence, et celle-ci le mouvement qui appelle les deux électricités. Lorsque l'électricité positive l'emporte sur l'électricité négative, la péréquation s'établit par une atmosphère électrique ; une étincelle se forme et traverse le germe ; instantanément il se trouve fécondé ; il y a *vie*.

Quelque chose de semblable, mais en sens inverse, doit se passer au moment de la mort. Il doit y avoir soustraction de l'électricité vitale par l'électricité ambiante. Aussi les nuages chargés d'électricité pendant les moments d'orage sont très-dangereux pour les œufs qui ne sont pas encore clos. Ils deviennent ce qu'on appelle dans la campagne des *œufs blancs*. Ces nuages sont aussi funestes aux phthisiques, aux individus atteints de fièvre typhoïde, etc., surtout lorsqu'ils ont lieu entre une heure et trois heures du matin.

L'air atmosphérique, dans ce moment, contient moins d'électricité que dans le reste de la journée. Aussi les malades sont-ils, en général, plus affaiblis, plus fatigués.

C'est aussi l'heure où la mortalité est la plus forte.

Les cas foudroyants du choléra ne peuvent trouver leur explication que dans la neutralisation rapide de l'électricité par les corpuscules miasmatiques, ou toute autre cause inconnue de perte de ce fluide.

et d'autres maladies épidémiques qui jusqu'ici ont résisté aux diverses médications.

Nature du choléra.

Il est dés médecins qui font consister le choléra dans une lésion des *propriétés vitales du système nerveux*, — d'autres dans une *altération du sang*, par suite d'un empoisonnement miasmatique.

Il en est qui le placent dans les *nerfs de la vie organique*. Cette opinion a été émise pour la première fois, en 1832, par Delpech et Pinel fils, ayant trouvé à l'autopsie le plexus solaire et les ganglions nerveux abdominaux rouges et enflammés.

Une nouvelle opinion l'attribue à une *lésion de la moëlle épinière*, parce que plusieurs des symptômes : *spasmes*, *anxiété, froid général, crampes*, etc., dénotent l'existence d'une irritation du cordon rachidien et de ses annexes.

Il en est qui croient que le choléra a une origine paludéenne et n'est autre qu'une *fièvre pernicieuse*.

Enfin, la cause du choléra n'agissant directement, et dès l'abord, que sur la *membrane muqueuse gastro-intestinale*, M. Serres a cru trouver dans le tube digestif une lésion à laquelle il a donné le nom de *psorenterie*, il assimile cet état pathologique aux vésicules psoriques, et c'est dans le sillon de ces vésicules que se trouve un *sarcopte*, petit animalcule, pouvant se développer rapidement en très-grand nombre dans la muqueuse intestinale.

Je crois utile d'insister un peu sur deux théories qui peuvent avoir une certaine importance au point de vue du traitement qui est notre but principal.

« Le choléra consiste, dit M. Cloquet, dans une *sidération du système nerveux de la vie organique* ; ce système est foudroyé, et comme il tient tous les organes sous sa dépendance, l'action de ces derniers est suspendue immédiatement.

» Le malade respire, ajoute M. Grimaud de Caux, mais son larynx n'émet que des sons imparfaits, et son poumon laisse passer le sang veineux sans l'oxygéner.

» Le cœur bat, en s'affaiblissant, mais il ne distribue plus de sang artériel, d'où le froid et la cyanose.

» Les fonctions nutritives sont suspendues ; le canal digestif n'absorbe plus rien ; le foie ne secrète plus de bile ; les reins plus d'urine ; les intestins deviennent le siége d'une colliquation particulière ; il n'y a pas diarrhée, il y a *diluvium, dénutrition*, comme dit M. Cloquet. Il y a fonte de tous les organes amenant subitement, en quelques heures, un amaigrissement général qui enfonce l'œil dans l'orbite, qui fait saillir les pommettes, qui effile le nez, qui prive enfin la peau de tout ressort, la mettant dans un tel état de flaccidité qu'elle garde le pli, quand on la pince.

» La sidération provoque des douleurs dans les muscles, parce que les nerfs moteurs sont seuls atteints. Le système nerveux de la sensibilité est si peu intéressé, que, dans la plupart des cas, le cerveau demeure libre jusqu'au dernier moment. Le Traité de M. Grimaud de Caux conseille l'opium.

» Le choléra, d'après les données actuelles de la science, dit le docteur Tourette, n'est qu'un empoisonnement produit par des *miasmes spécifiques* originaires de l'Inde, provenant de la décomposition des matières végétales et animales pendant les grandes chaleurs de l'été. Il pénètre dans l'organisme par les voies respiratoires dans le torrent de la circulation, après avoir exercé, chemin faisant, son action délétère sur la masse du sang qu'il décompose en séparant le caillot du sérum, il se mêle à ce dernier, et est expulsé avec lui de l'économie par transsudation à travers les vaisseaux de la grande surface gastro-intestinale et la peau sous forme de selles, de vomissements et de sueurs. Cette grande soustraction séreuse qui tend à se débarrasser de ces miasmes, quoique salutaire, expose aux plus grands dangers ; car le sang perdant de plus en plus sa fluidité, ne peut circuler ou circule difficilement dans les vaisseaux. De cette difficulté de la circulation du sang par la privation de la lymphe, découlent tous les symptômes, tels que soif ardente liée à cette grande déperdition séreuse, puis le refroidissement de la surface du corps, avec une chaleur intérieure des plus insupportables, enfin les crampes, la cyanose, etc.

» Ces miasmes sont gazeux de leur nature, mêlée à l'air lui-même, et ils sont incompatibles avec la vie. »

Tous ces phénomènes peuvent facilement s'expliquer par la diminution plus ou moins graduelle de l'électricité du corps. Aussi, le traitement doit consister à empêcher cette déperdition nécessaire à la vie, et, au besoin, en augmenter la quantité par des moyens artificiels. Cette médication sera plus efficace et plus rationnelle que celle de l'opium, dont les résultats, malheureusement, n'ont pas répondu à l'attente désirée. « Les services rendus par ce médicament, dit le docteur Mailleur, de l'île Maurice, n'ont pas compensé les désavantages qu'il a produits. »

L'électricité peut encore, dans cette théorie, jouer le plus grand rôle comme cause et surtout comme traitement. En effet, l'électricité est un anti-miasmatique puissant, a une action directe sur l'hématose du sang et sur sa circulation ; tout en agissant d'une manière heureuse sur tout le système nerveux, et portant vers la peau, déjà froide, une partie de cette chaleur énorme qui se concentre à l'intérieur, et qui fatigue tant le malade, elle peut ainsi rétablir l'équilibre perdu.

Le choléra est-il contagieux ?

Le choléra est une maladie *infectieuse* et non *contagieuse*, causée par un *miasme spécifique* qui pénètre par la muqueuse pulmonaire dans le système circulatoire et donne lieu à un véritable empoisonnement ; mais elle ne peut se propager qu'avec l'intervention de la cause générale qui n'existe que dans l'air.

On n'a pas assez tenu compte, dit le docteur Tourette, du mode de transmission de cette cause ; c'est même pour l'avoir omise que l'idée de la contagion du choléra a pris cours chez un grand nombre de médecins.

Mais d'après des milliers de faits, il est reconnu que le choléra n'a pas prise lorsque la cause générale fait défaut. Or, cette cause générale peut s'expliquer par le défaut d'électricité dans l'atmosphère et même chez l'individu, ce qui peut faire comprendre les prodrômes généraux du choléra dans toute une ville ou toute une contrée : malaises généraux, diarrhée, etc, avant qu'un seul cas de choléra se manifeste; on a constaté aussi, continue le docteur Tourette, dans certaines localités du département de l'Oise entr'autres, que les premières personnes atteintes n'avaient eu aucune communication soit entre elles, soit avec des cholériques des environs; de plus, elles n'habitaient pas les mêmes rues: pourtant, elles ont présenté des symptômes de choléra presque au même instant, malgré l'absence complète des communications.

Une foule de ces cas pourraient ainsi passer pour des cas contagieux, si on laissait de côté la cause générale.

M. Guyon pense que le choléra, comme la fièvre jaune, est *intransmissible* par le contact immédiat, mais seulement par l'atmosphère ; c'est ce qu'il désigne sous le nom de transmission *gazeuse* ou *aérienne*.

Voici, du reste, un passage d'un Mémoire adressé au conseil médical de Moscou par les huit médecins en chefs des hôpitaux d'Astrakan en 1826.

« Nous sommes convaincus que ni les effets, ni les marchandises, ni les individus ne peuvent propager le choléra.

» Dès le commencement jusqu'à la fin de l'épidémie, nous avons tous, sans prendre la moindre précaution, touché, frictionné les malades ; nous avons visité journellement les hôpitaux encombrés de cholériques; souvent nous avons été couverts de la matière des excrétions; nous n'avons pas craint de respirer leur haleine, qui était froide et sentait légèrement le brûlé, et néanmoins, grâce à Dieu, nous n'avons point contracté la maladie et nous ne l'avons point portée dans nos familles.

» Les sous-aides, les barbiers et les infirmiers qui ont soigné et frictionné les malades, sont restés intacts du choléra. »

Voilà un témoignage officiel émanant de témoins oculaires et compétents.

Un mot sur l'ozone avant d'aborder le traitement.

L'ozone (oxygène électrisé), dit le docteur Richardson, de l'association britannique donne à l'oxygène des propriétés qui le rendent capable d'*entretenir la vie*. Il est un état opposé de l'air dans lequel l'oxygène exerce une action négative, si on la compare à celle de l'air chargé d'ozone.

On n'a pas encore de preuves certaines que des maladies soient réellement causées par cet état négatif de l'air ; mais on peut conclure légitimement que des maladies qui montrent une tendance à la putréfaction, sont influencées d'une manière fâcheuse, par cet état négatif de l'oxygène de l'air, il est encore probable que pendant cet état les poisons organiques décomposants sont plus nuisibles,

Ces données scientifiques pourraient suffire, à la rigueur, pour expliquer l'apparition et la marche du choléra dans certaines circonstances données, car il est un fait important, c'est l'absence plus ou moins complète de l'azone au moment de l'épidémie cholérique. Ce qui explique com ment les machines électriques donnent peu ou presque pas d'electricité, et qu'on ne peut en obtenir que par des moyens artificiels.

Choléra asiatique.— Hygiène pour s'en garantir.

1º Ne négliger aucune indisposition, quelque légère et de quelque nature qu'elle puisse être ;

2º Apporter un soin particulier aux désordres intestinaux, particulièrement à la *diarrhée* ;

3º Éloigner des habitations toute espèce de matières corrompues, animales ou végétales ;

4º Nettoyer les égouts et les laver avec un soin particulier ;

5º Éviter que les alentours des habitations soient humides : écouler avec soin toute eau stagnante. Faire des feux au besoin ;

6º Abattre toutes les cloisons qui empêchent la ventillation nécessaire ;

7º Aérer les chambres tous les jours, à l'heure de midi de préférence;

8º Opérer tous les nettoyages avec des torchons secs;

9º Eviter toute espèce d'excès, une trop grande fatigue, particulièrement dans les temps humides;

10º Régime fortifiant; éviter les boissons froides, pendant la chaleur;

11º S'abstenir de fruits verts et indigestes;

12º Apporter un grand soin dans le choix de l'eau.

13º Se vêtir chaudement, porter de la laine sur le ventre, propreté personnelle;

14º Eviter de trop fortes émotions, les réunions trop nombreuses, les logements humides peu aérés;

15º Faire du feu dans les chambres à coucher, particulièrement la nuit; mettre à l'air les draps de lit et les couvertures.

Traitement préservatif.

Tant que le fléau n'aura pas disparu d'une localité, il est prudent, surtout pour les personnes faibles, convalescentes, pusillanimes, de se faire électriser une fois par jour. Pour cela on a une bonne machine électrique dans un milieu sec et chaud; on s'assied sur un isoloir (deux chaises isolées du sol par huit verres ordinaires peuvent le remplacer) qui communique avec la machine par un fil métallique ; une personne de la maison, un peu familiarisée avec l'électricité, ou mieux le médecin de la famille, fait des frictions avec la main, le long de la colonne vertébrale, sur l'abdomen, toujours de haut en bas, pendant cinq ou dix minutes ; ou bien prendre un simple bain électrique de la même durée, si on n'a personne pour se faire frictionner. Ce bain sec consiste à recevoir le courant par le fil conducteur; le malade étant isolé, pendant cinq ou dix minutes, de manière à éprouver un sentiment de légère chaleur ou de bien-être. Pour les femmes nerveuses et les enfants (une ou deux minutes suffisent); du reste, on peut

augmenter ou diminuer, suivant les cas, surtout si l'on
éprouve du mieux ou un certain bien-être, sauf à recom-
mencer.

Si l'on pouvait avoir une boule en argent doré de 3 à 4 centimètres de diamètre, à laquelle se trouve adaptée une tige du
même métal, de 30 centimètres de long, on tirera des étincelles à la place des frictions. Pour l'abdomen seulement, surtout s'il y a des coliques, on peut remplacer l'or par le cuivre.

Lorsqu'on ne peut pas avoir de machine électrique, on
fait des frictions avec de la flanelle, et mieux avec une
peau de chat. On se nourrit bien, en évitant cependant
tout excès — et toute substance difficile à digérer. — On
prend, après le repas, du café, du thé avec un peu de rhum
au besoin ; — et dans la journée, de temps en temps une
légère infusion de camomille. — Il est très-utile de porter
une ceinture, et mieux de se couvrir de flanelle ou de
soie. — Ces deux tissus sont ce qu'on appelle isolants, c'est-
à-dire qu'ils conservent l'électricité du corps. Ces simples
précautions peuvent rassurer toute personne timorée, et
la mettre à l'abri du fléau.

S'il y a diarrhée, l'infusion de camomille, seule ou mieux
légèrement édulcorée avec du sirop phénique, une cuillerée à café pour une tasse d'infusion, après chaque garde-
robe, ou de la tisane de blanc d'œuf avec un régime appro-
prié, peuvent l'enrayer de suite. Au besoin, prendre après
chaque selle, quatre gouttes de laudanum dans un demi-
verre de la même infusion ou tisane — ou bien un lave-
ment dans une quantité double du même liquide.

La diarrhée, ce symptôme *précurseur* du choléra, se dé-
clare d'un à huit jours avant les autres phénomènes. — Il
n'y a pas de cas proprement dit foudroyants — comme il
n'y a pas non plus de *choléra sec.* — M. Barth n'en a jamais
observé, et il doute même de son existence. Cette circonstance, des plus heureuses, suffit à rassurer les plus timo-
rés. Il est en outre très-facile d'arrêter la diarrhée, et alors
on est presque toujours à l'abri de cette terrible maladie.
— En effet, dans la ville de Londres, sur plus de 43,000 in-

dividus atteints de diarrhée et soignés à temps, 58 seulement furent pris de choléra grave.

Un excellent préservatif serait un mélange de fleur de soufre et de charbon — un grain de chaque substance en pilule ou en pastille à prendre à jeun ou dans la journée, pendant l'épidémie ; à une dose plus élevée, comme nous le verrons plus loin, ce mélange est le meilleur traitement curatif et celui qui répond le mieux aux causes et à la nature du choléra.

Les purgatifs, comme traitement préservatif et curatif, peuvent rendre de très-grands services, malgré certains préjugés ; on doit donner la préférence à l'ipécacuhana, 1 à 2 grammes, au calomel, 0 gr. 50 à 1 gr. ou à la magnésie, de 4 à 8 gr.; cette médication répondra parfaitement à la théorie des miasmes qui empoisonnent l'économie et dont il faut se débarrasser au plus tôt, et à la découverte du docteur Grot, de Moscou, qui avance avoir trouvé chez tous les cholériques des vers intestinaux.

Traitement curatif.

Aussitôt qu'on éprouve les premières atteintes de ce terrible fléau (*vomissements, coliques, diarrhée, crampes*), il faut recourir de suite à une bonne électrisation; une ou deux séances à une heure d'intervalle doivent suffire pour enrayer le mal, ou bien on renouvelle la même opération toutes les heures jusqu'à complète disparition de tout symptôme morbide.

Dans les cas foudroyants ou plutôt très-graves, on isole le lit du malade par des pains de résine ou du verre, et on l'électrise dans son lit, comme on l'aurait fait sur un tabouret (isoloir), en ayant soin de prolonger les séances le plus possible, même une demi-heure.

Pendant l'opération, le malade sera toujours très-couvert de flanelle ou de soie; on lui donnera une boisson chaude, abondante et stimulante (infusion de tilleul, de camomille, bourrache ou de feuilles de menthe) ; les extrémités seront aussi électrisées, frictionnées ou enveloppées de sinapismes ; il n'est pas possible de trouver un secours plus prompt, plus sûr et plus efficace contre les crampes que l'électricité, dit le docteur Lovet.

Il ne faut pas oublier, dans ce cas, que la machine électrique doit être forte et que les étincelles tirées du malade doivent avoir au moins un pouce de diamètre. L'électricité, en agissant d'après le principe posé plus haut, agit aussi comme anti-miasmatique, tout en favorisant l'hématose du sang en l'empêchant de se coaguler. En résumé, elle répond à toutes les indications, peut-être employée à toutes les périodes de la maladie, et elle devient la seule ressource possible à la dernière période, les médicaments ne pouvant plus être absorbés par la muqueuse intestinale.

Dans le cas où l'on ne peut avoir recours à l'électricité, voici les moyens à employer, autant que possible; le traitement sera dirigé par un médecin.

1o Aussitôt l'apparition des premiers symptômes, cataplasme de moutarde comprimé sur l'abdomen.

2o Frictions générales sèches avec de la flanelle ou une peau de chat; — humides avec de la flanelle trempée dans une solution de sel et d'esprit de vin; — un liniment, parties égales d'ammoniaque et d'huile — ou sinapismes étendus et puissants aux membres inférieurs.

Il faut découvrir le malade le moins possible et surtout ne pas le tourmenter inutilement par des frictions ou des applications inopportunes.

3o Tisane chaude et abondante de bourrache ou de feuilles de menthe.

4o Potion avec extrait thébaïque 0,15 (3 grains);
    — d'aconit, 0,05 (1 grain);
    Acétate d'ammoniaque, 10 grammes;
    Sirop d'éther ou d'écorce d'oranger, 30 grammes;
    Infusion de feuilles de menthe ou de mélisse, 100 grammes.

A prendre une cuillerée à café tous les quarts d'heure,

jusqu'à cessation des vomissements, des coliques et des crampes.

L'extrait thébaïque agit en arrêtant les vomissements et les coliques par ses propriétés calmantes. L'acétate d'ammoniaque, en portant à la peau et en favorisant la circulation du sang, par ses propriétés excitantes et diaphorétiques. L'aconit en régularisant le fluide sanguin et nerveux.

Si les vomissements sont trop abondants, donner immédiatement 1 gramme d'ipéca dans un verre d'eau sucrée; si les coliques sont trop violentes, prendre 1 gramme de calomel dans une cuillerée de miel; dans l'un ou l'autre cas, la potion sera suspendue pendant deux heures. Si l'attaque est foudroyante, elle sera portée à deux cuillerées à café et même plus, tous les quarts d'heure.

Le malade sera toujours tenu très-chaudement, pour favoriser le mieux possible la transpiration.

Ces conseils hygiéniques et le traitement préservatif et curatif sont ceux que j'ai donnés en 1853 dans mon travail lu à l'Institut. Ils me paraissent réunir toutes les conditions de succès.

Toutefois, il est de mon devoir, dans un but d'impartialité et d'utilité, de donner ici un aperçu général des meilleurs moyens prophylactiques et curatifs prescrits jusqu'à ce jour,—par divers auteurs—et un résumé de la meilleure médication à suivre dans un cas donné, faisant abstraction de toute théorie et de toute personnalité, n'ayant en vue que le malade et sa guérison.

Exposé des meilleurs moyens prophylactiques.

On a beaucoup conseillé les dégagements de chlore, d'acide sulfureux, d'acide nitreux et d'acide phénique. On a fait brûler du goudron, des plantes résineuses; on a vanté les feux multiples, etc., dans le but de purifier l'air et de détruire les miasmes, et cela jusqu'à la cessation ou éloignement de l'épidémie. Nous faisons remarquer que toutes ces opérations ont pour effet un dégagement plus ou moins grand d'électricité.

Le chlorure de chaux, dans des assiettes placées dans les angles des appartements, la fleur de soufre qu'on fait brûler, sont d'excellents moyens.

Mais les meilleurs et ceux auxquels nous donnons la préférence, sont les vapeurs nitriques, dont la découverte remonte à Boissieu, qui les mit en usage en France dès 1776. En 1800, le docteur James Smith eut l'idée de les employer sur l'escadre anglaise, en proie aux ravages d'un typhus meurtrier, et cela avec un succès prodigieux. La contagion cessa presque immédiatement. Le gouvernement anglais vota au docteur Smith une pension annuelle de 2,000 livres sterling pour ce service signalé.

Ces vapeurs ont une action destructive sur les matières organiques et les miasmes, ce qui explique leurs propriétés désinfectantes.

Malheureusement, on ne peut pas désinfecter des contrées entières, ni même une ville, comme on le fait pour un vaisseau; mais on le peut pour les habitations.

« Nous avons fait usage à l'île Maurice, dans plus de cinquante familles, de fumigations nitriques, dit le docteur Mailloux, comme moyen préservatif pendant la dernière épidémie cholérique, et pas un seul cas ne s'est déclaré dans ces familles. »

L'année dernière, ces fumigations ont été employées très-utilement à Madrid, et même à l'Hôtel-Dieu de Paris, à la fin de l'épidémie, comme moyen désinfectant.

Le professeur Bellerey en a fait usage avec le plus grand succès à l'hôpital de Grenoble. Ce médecin leur attribue l'extinction subite d'une épidémie de typhus, et il ajoute :

« Lorsque le choléra éclatera dans un pays, faites faire aussitôt des fumigations épaisses d'acide nitrique dans l'appartement qu'occupe ou qu'aura occupé le malade. »

Le meilleur procédé consiste à mettre une once (30,0) de sel de nitre dans une soucoupe avec égale quantité d'acide sulfurique concentré, qu'on place au milieu de la chambre dont on aura eu soin de fermer les portes et les fenêtres, et l'on s'expose pendant une demi-heure ou une heure, deux ou trois fois par jour, à l'action de cette vapeur toujours sans aucun inconvénient, excepté pour les dorures qu'il faut avoir soin de garantir.

A la campagne, on peut se contenter d'arroser trois ou quatre fois par jour la chambre du malade avec du vinaigre ordinaire.

« En évaporant des acides dans un air imprégné de contagions gazeuses, dit le célèbre chimiste Liebig, on neutralise l'ammoniaque, on empêche la décomposition de faire de nouveaux progrès et l'on détruit complètement les effets miasmatiques. »

Un autre excellent moyen consiste à avoir une machine électrique ordinaire, et deux ou trois fois par jour à la mettre en mouvement durant un petit quart d'heure; on obtient ainsi deux résultats : un certain dégagement d'ozone, proportionné au volume de la machine, à la nature du milieu, et à la durée de l'opération; puis la diminution ou la disparition des corpuscules miasmatiques de la pièce où se trouve l'appareil : ils sont attirés par l'attraction électrique autour des coussinets et du plateau.

L'air se trouve ainsi doublement purifié.

La science trouvera peut-être un jour, à l'aide de machines puissantes, le moyen de purifier des quantités considérables d'air et de diminuer ainsi l'influence fâcheuse du terrible fléau.

Moyens curatifs ordinaires à la portée de tous, ayant donné les meilleurs résultats.

Il est à remarquer que tous ces traitements ont pour effet de conserver ou de développer de l'électricité chez le malade, tout en neutralisant le principe miasmatique, but qu'on ne doit jamais perdre de vue pour obtenir la guérison et qui répond parfaitement à la cause première et générale du choléra.

Autant que possible, lorsqu'une maladie atteint des masses d'individus à la fois, il faut choisir de préférence, toutes choses égales, des moyens que l'on trouve partout et pouvant être maniés impunément par tout le monde. Aussi, dans toutes mes nombreuses recherches en dehors de l'électricité, je me suis appliqué à choisir, non-seulement les meilleurs traitements, mais aussi les plus simples, et en première ligne l'*eau froide*, employée pour la première fois par le célèbre Sydenham, qui a pu en donner jusqu'à vingt-sept litres en trois heures.

Le docteur Tourette, mort victime de son dévouement à la science, en a fait un traitement exclusif. « Frappé, dit-il, du rapport qui existe entre la soif qui accable le malade et cette grande déperdition de liquides par les selles, les vomissements et les sueurs, je suis arrivé à me demander, après avoir expérimenté tous les traitements préconisés, si toute la médication ne se trouvait pas dans l'indication d'apaiser cette soif ardente, à l'aide d'une eau froide et abondante que les malades demandent avec tant d'instances. »

Ce traitement est rationnel, surtout lorsqu'on peut avoir de l'eau fraîche et pure ; il répond à deux indications importantes : remplacer la perte des liquides et donner au corps une certaine quantité d'électricité, dont il a si grand besoin et que l'eau renferme en abondance. Le docteur Tourette dit avoir employé avec succès cette médication sur 32 cholériques à toutes les périodes.—On laisse boire le malade à volonté et on le tient chaudement.—La réaction, par ce traitement, n'est pas dangereuse.

Le docteur Michel a employé des infusions d'ail chaudes, qui provoquent un sentiment de chaleur suivi de sueurs, et des frictions sur le corps, surtout sur la région thoracique et abdominale, avec une pommade d'ail et d'encens. Ce moyen peut surtout convenir à la période de froid. Il est aussi anti-miasmatique et vermifuge.

Voici un moyen qui a donné les plus beaux résultats ; je le retrouve dans mes anciennes notes sans pouvoir remonter à la source.

Dès que les premiers symptômes se manifestent, on fait prendre au malade, soit en poudre mêlée à de l'eau sucrée, soit sous la forme de pilules ou de pastilles, trois grains de *fleur de soufre* et trois grains de *charbon* pilé. On désinfecte en même temps la chambre du malade en y brûlant du soufre. Les symptômes qui se sont montrés disparaissent rapidement, souvent à l'instant ; s'ils persistent, on recommence le même remède ; rarement on est obligé d'aller à une troisième dose.— Cette combinaison du charbon et du soufre est des plus heureuses. Le charbon a déjà été employé en France, comme moyen préservatif et même curatif.

On lit dans le Dictionnaire de médecine, article Choléra : « Sur un très grand nombre de cholériques que » M. Biett traita à l'hôpital Saint-Louis par le charbon » (ils étaient tous cyanosés et dans l'état le plus grave), les » guérisons furent dans la proportion de 55 pour cent. »

Ce résultat est supérieur au meilleur traitement préconisé de nos jours par M. Barth, qui n'a donné que 50 pour cent.

Le charbon, qui jouit de grandes propriétés électriques, est l'anti-putride par excellence, et le soufre un grand anti-miasmatique ; de plus, c'est un des corps les plus électriques connus (tout le monde sait que le simple frottement d'un bâton de soufre dégage de l'électricité). Celse l'appelle le conservateur de la vie.

Des médecins inspecteurs d'eaux sulfureuses ont constaté que leurs malades étaient à l'abri du fléau pendant tout le temps de la cure. L'eau sulfureuse naturelle serait-elle un préservatif et même un moyen curatif du choléra ?

L'*essence* de *térébenthine* en frictions et même à l'intérieur comme excitant et diurétique a donné aussi des résultats satisfaisants.

Le docteur Sandras a préconisé l'*eau chaude* en très-grande quantité à la période algide, et *froide* au moment de la réaction, qu'il faut toujours combattre avec de larges sinapismes aux extrémités, et, au besoin, par la saignée ou les sangsues, si elle est violente.

M. le professeur Piorry fait faire des *inspirations forcées* pour faciliter la circulation et comme un des meilleurs moyens de calorification.

La *limonade minérale sulfurique*, employée pour la première fois au dix-septième siècle par Rivière sur 400 cholériques, avec le plus grand succès, a été plus tard employée avec le même résultat en Angleterre par le docteur Thompson, et dernièrement par M. Worms, à l'hôpital militaire du Gros-Caillou.

Les acides minéraux ont une action tonique et astringente sur la muqueuse gastro-intestinale ; de plus, une action tonique et reconstituante sur le sang par leur oxygène. Mais dans cette circonstance, la limonade sulfurique agit surtout comme moyen anti-phlogistique de l'hypérémie intestinale et anti-miasmatique, résultat dû en grande partie aux molécules sulfureuses.

On peut donner la limonade d'après la formule ordinaire, mais, dans les cas graves, on doit aller jusqu'à 10 grammes d'acide pour un litre d'eau, c'est-à-dire le double de la dose ordinaire. Le malade en prend un demi-verre toutes les demi-heures ou toutes les heures, suivant son état, de préférence après chaque vomissement ou chaque selle.

La potion suivante avec de l'iodure de potassium a aussi été donnée comme un spécifique.

Toutes les dix minutes une cuillerée à bouche de

Iodure de potassium, 1 gramme.
Sirop de groseille, 40   —
Eau distillée,   125   —

Au bout de deux à trois heures les vomissements, les coliques, la diarrhée cessent, comme si le principe morbifique était neutralisé. Boissons albumineuses. Appliquer sur les parties douloureuses ou engourdies (crampes froides) des compresses trempées dans de l'eau fortement salée, très-chaude. Ce moyen a réussi sur plus de mille sujets à Vienne.

L'iode, corps très-électrique, et ses composés, surtout l'iodure de potassium, qui a une action directe sur le grand sympathique et par là même sur tout le tube digestif, outre son action anti-miasmatique, pourrait très-bien expliquer les résultats obtenus.

Trousseau. — *Sirop d'éther*, une cuillerée à bouche toutes les heures, glace, boissons excitantes, infusion de menthe (à la période algide), en suspendre l'emploi dès qu'il se manifeste un peu de chaleur et de présence du pouls radial.

Traitement du docteur Baudrimont : 1° Tisane chaude et abondante d'infusion de tilleul ou de bourrache, contenant de 4 à 5 grammes de bi-carbonate de soude par litre.

2° Sinapismes étendus et puissants aux membres inférieurs;

3° Frictions continuelles avec un liniment formé de parties égales d'huile et d'ammoniaque. Le docteur Baudrimont dit avoir sauvé tous ses cholériques.

On a préconisé aussi :

Le *camphre* sous toutes les formes;
L'acide *phénique*, à prendre comme le sirop d'éther;
D'une cuillerée à café à une cuillerée à bouche de poivre de *gingembre*, dans du café;
Un mélange d'*huile* d'olive, 90 grammes, et de *vinaigre*, 30 grammes, à donner par cuillerée à bouche toutes les heures.

Enfin, la *potion suivante* par cuillerée à bouche, aussi d'heure en heure; dès que le mieux se fait sentir en espacer les cuillerées :

Carbonate de chaux, 2 grammes;
Sirop de limon, 32 grammes;
Liqueur d'Hoffmann, 20 gouttes;
Laudanum de Sydenham, 20 gouttes;
Eau distillée de menthe, 32 grammes;
Eau de mélisse, 100 grammes.

Il est peut-être utile pour mes confrères d'ajouter ici que la belladone associée au s.-nitrate de bismuth a donné d'heureux résultats contre les vomissements et la diarrhée.

Le tannin à haute dose a été préconisé comme un des meilleurs spécifiques, ainsi que l'alcoolature d'aconit et les préparations de cuivre. La noix vomique, la strychnine, l'arsenic, n'ont pas été oubliés, ainsi que le nitrate d'argent en potions et en lavements, préconisé par M. Barth. C'est celui de tous les remèdes qui lui a donné les meilleurs résultats en 1849 à la Salpétrière. Il a sauvé la moitié des malades.

Ces derniers moyens ne peuvent être employés que par le médecin. Dans tous les cas, je donne la préférence aux premiers, non-seulement à cause de leur simplicité et de leur innocuité, mais surtout parce qu'ils répondent mieux à l'étiologie du choléra, et que les résultats pratiques, du reste, sont meilleurs.

RÉSUMÉ

—

D'après toutes les données actuelles de la science et les
nombreux faits constatés, il résulte que la cause générale
et première du choléra est dans l'air.

Tous les médecins sont d'accord sur ce point. Or, cela
ne peut tenir qu'à un défaut d'électricité, qui est le principe de la vie ; ce qui peut s'expliquer par un grand nombre d'animalcules miasmatiques, qui absorbent ou neutra-
lisent une certaine quantité de ce fluide ou par un certain
état atmosphérique particulier, qui attire et retient dans
les hautes régions une plus grande quantité d'électricité
que dans les temps ordinaires : après un grand orage une
épidémie cholérique diminue ou cesse.

Le traitement doit donc toujours consister à chasser ou
à neutraliser le miasme spécifique, à développer et à
conserver l'électricité chez les cholériques ou chez ceux
qui peuvent le devenir ; avec des machines électriques, de
préférence lorsque cela est possible, les résultats étant plus
sûrs et plus prompts, soit comme moyen préservatif, soit
comme moyen curatif ; ou avec les moyens ci-dessus énu-
mérés qui sont à la disposition et à la portée de tout le
monde.

De toutes les médications préconisées, nous donnons la

préférence, à défaut de l'électricité que nous plaçons en première ligne, jusqu'à preuves contraires : 1° au mélange de soufre et de charbon (1); 2° à la potion iodée; 3° à la limonade sulfurique. Ces moyens, agissant directement sur la cause de la maladie, peuvent être regardés comme de véritables antidotes du choléra.

L'eau froide, et enfin notre potion, en y joignant une tisane de bourrache abondante avec quatre grammes de bicarbonate de soude par litre et au besoin l'ipéca et le calomel donnée comme il est dit plus haut. Le traitement du Dr Baudrimont nous semble aussi réunir toutes les conditions pour combattre favorablement le choléra. Les autres moyens dont nous avons parlé viennent ensuite,

Il ne faut pas oublier, dans tous les cas, d'appliquer au creux de l'estomac et aux extrémités inférieures, des sinapismes assez larges pour recouvrir une partie de l'abdomen, les pieds, les jambes et les genoux. On les laisse de 5 à 20 minutes, suivant l'effet produit qui doit être de rappeler la rougeur ou la chaleur sur ces parties. — Ils sont nécessaires à la *période de froid*, si elle ne disparaît pas rapidement sous l'influence du médicament donné, et à la *période de réaction*, si elle est violente, c'est-à-dire si le sang se porte en trop grande quantité du côté du cerveau ou des poumons, (face rouge, yeux injectés, respiration difficile, pouls plein et fréquent).

On ajoutera en même temps, dans l'une et l'autre période, 10 gouttes de teinture d'aconit dans un verre d'eau à prendre en deux fois à une heure d'intervalle, — afin de régulariser la marche du sang (excepté si l'on a donné ma potion qui en contient déjà).

Cette médication, quoique très-importante, peut-être regardée dans cette circonstance comme secondaire, aussi,

---

(1) Ce mélange, avec de petites doses d'aconit et d'acide phénique, comme j'en ai conseillé la préparation à MM. Lebrou, pharmacien, rue Richelieu, et Duroy, faubourg Montmartre, répond à toutes les indications. On en fait des pastilles faciles à conserver.

elle ne doit pas empêcher la continuation du premier traitement. Le malade sera toujours placé dans un endroit bien aéré, sec, avec un lit propre et une chambre où les matières des vomissements et des selles seront immédiatement neutralisées avec de l'acide phénique, enlevées et enterrées au loin.

Tous ces moyens sont bons, mais c'est à la perspicacité des personnes qui entourent le malade, et surtout à l'expérience du médecin, qu'en appartient le choix et l'opportunité.

La chose importante, c'est de bien réfléchir avant de choisir une médication. Mais une fois le choix fait, il faut la suivre sans hésitation, et ne pas changer à chaque instant, pour ne pas perdre un temps précieux en essais infructueux et dangereux pour les jours du malade. Faire, n'est rien, bien faire, c'est tout.

Paris. — Imprimerie SCHILLER, 11, rue du Faubourg-Montmartre.